AF500708

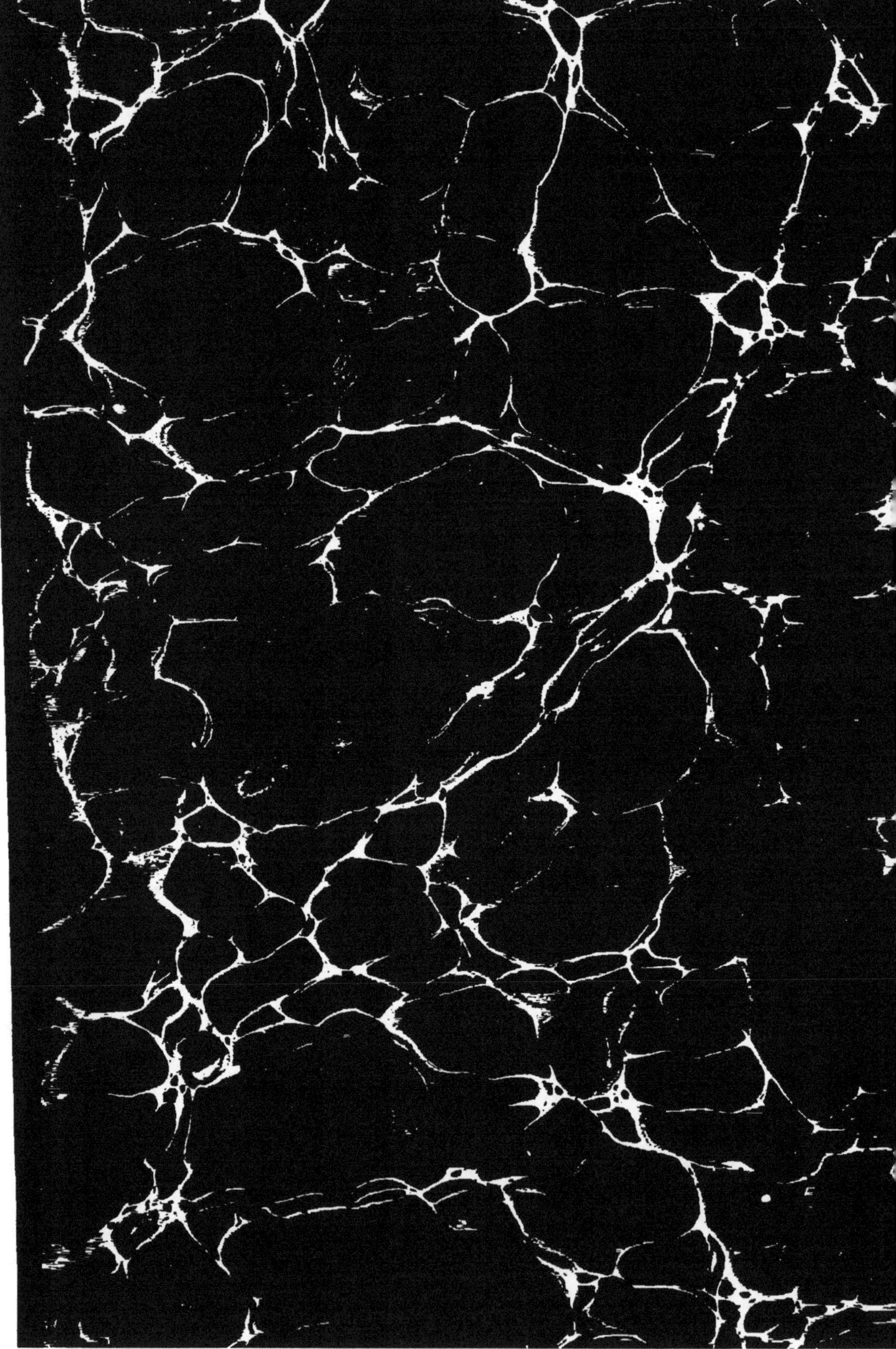

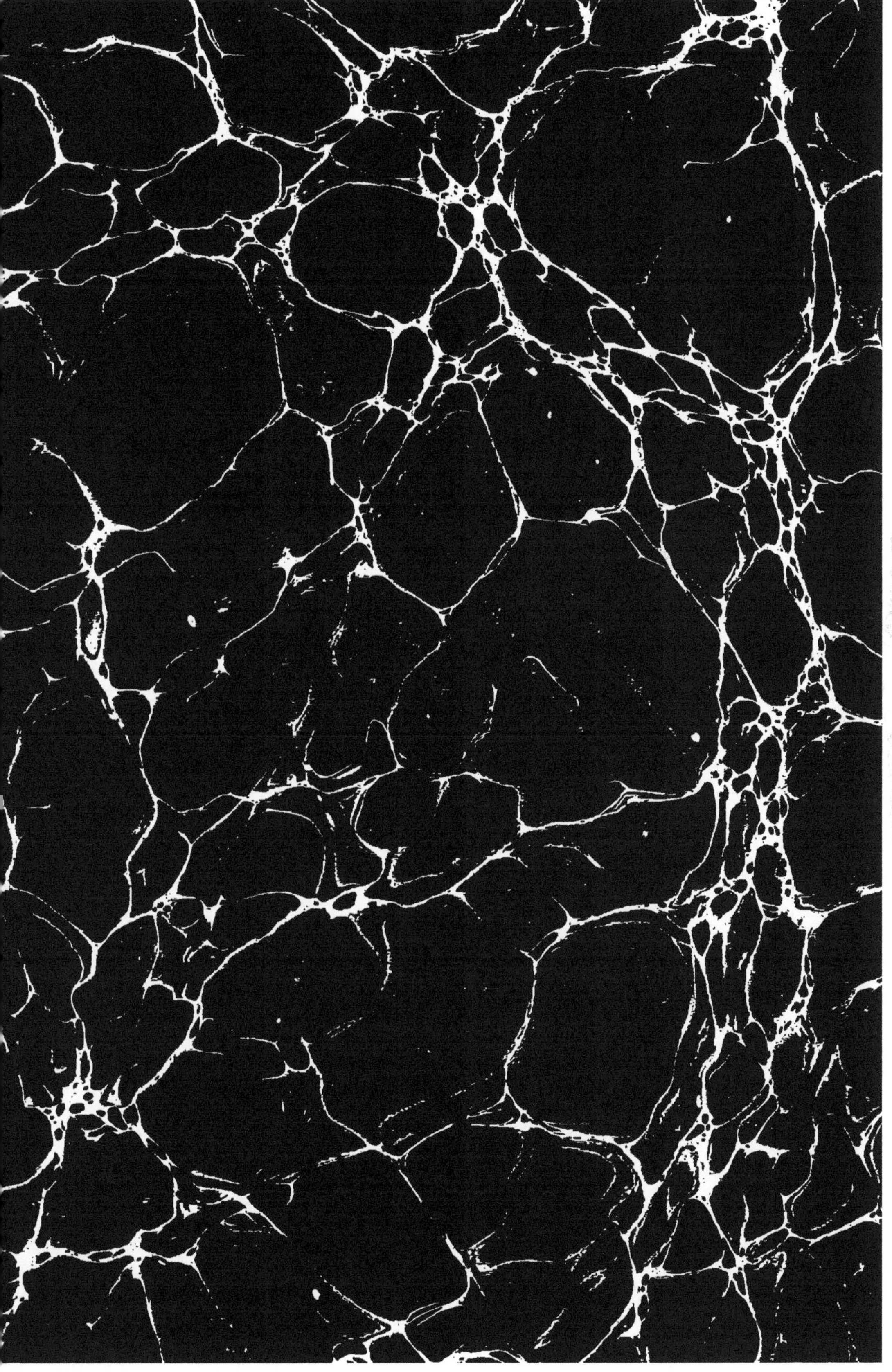

QUELQUES NOTES

SUR LES

EFFLUVES MARÉCAGEUX

PESTILENTIELS ET CONTAGIEUX,

PAR M. EL. BALME,

Docteur en médecine de la Faculté de Montpellier, ex-chef dans les ambulances actives de l'armée de Lyon (en 1793), ancien officier de santé de première classe dans les corps armés de France ; ex-médecin de l'armée française en Orient, ex-président de la commission de salubrité dans la division de Damiette (Egypte), ci-devant secrétaire-général de la Société de Médecine de Lyon, ex-administrateur des bureaux de bienfaisance, et ex-conseiller municipal de la même ville ; correspondant de la *ci-devant* Faculté de Médecine et du Cercle médical de Paris, des Sociétés littéraires ou médicales de Berne, Besançon, Bordeaux, Bourg, Dijon, Evreux, Mâcon, Marseille, Milan, Montpellier, Nancy, Orléans, Parme, Rome, Rouen, Toulon, Toulouse, Tours et Turin, de la Société d'émulation du département du Jura, etc.

PARIS,

J. B. BAILLIÈRE, LIBRAIRE,

RUE DE L'ÉCOLE DE MÉDECINE.

LYON,

CHARLES SAVY JEUNE, LIBRAIRE,

PLACE LOUIS-LE-GRAND.

1846.

QUELQUES NOTES

SUR LES

EFFLUVES MARÉCAGEUX,

PESTILENTIELS ET CONTAGIEUX.

L'intérêt personnel, bien ordonné, finit le plus souvent par devenir l'intérêt de tous. — On commence par aimer les femmes pour soi, et quand on les connaît, on les estime, on les aime pour elles-mêmes. — L'union des deux sexes, entreprise dans des vues particulières à chacune des deux parties, offre, dès les premiers jours, une confusion dans les désirs; mais les joies deviennent communes dès la naissance d'un enfant que ses auteurs songent encore à n'élever que pour la patrie. — Un jeune homme s'aperçoit que, pour jouir de la vie, il a besoin de l'intégrité de ses facultés physiques et morales, et c'est dans ce but qu'il songe à sa santé individuelle; mais dès qu'il a pénétré dans le sanctuaire de la science, il sent qu'il ne s'appartient plus, et que ses nouvelles connaissances en médecine lui imposent l'obligation de tout faire pour le salut de ses semblables. — L'amour de la domination peut bien flatter un moment l'ambition d'un jeune et noble prince; il ne tarde pas à soupçonner que son propre intérêt le porte à répondre à celui de ses concitoyens, dont il veut désormais être le digne chef.

D'après ces divers exemples d'harmonie sociale, l'on ne sera sans doute point étonné de voir un philanthrope octogénaire s'être, pendant quelques moments, préoccupé d'un avantage, d'abord simplement personnel, et d'avoir ainsi senti l'aiguillon d'un égoïsme permis et dont on l'excusera, par la direction qu'il a su lui faire prendre pour le bien de la société. Car il ne sera presque question, pour le moment, que de la salubrité publique. J'entre en matière.

Acquéreur du domaine qu'avaient habité, dans la commune d'Oullins, les Thomas, les Ducis, les Jacquard, je ne pensai qu'à le réparer et à entretenir des relations de bon voisinage avec les habitants d'alentour. — Toutefois, et depuis l'inondation de 1840, je fus fatigué d'une violente *influenza* ou *grippe*, qui me valut la réapparition d'anciennes angoisses gastralgiques dans lesquelles de graves chagrins m'avaient jeté. — Mon état devint inquiétant, vu les exaspérations périodiques qu'il présentait. Je songeai à changer de climat, et je voyageai. Chose étonnante, la première nuit passée en voiture fut la première où je goûtai les douceurs du sommeil dont j'avais été privé entièrement depuis plusieurs mois. — Le Midi, les eaux minérales, la Suisse et la capitale me firent successivement ressentir leur influence salutaire.

Au bout de deux ans de mieux-être, quelques nouvelles tracasseries firent reparaître ma susceptibilité nerveuse gastrique. Surpris de ce retour d'indisposition toujours à type périodique, je fus forcé de réfléchir souvent et beaucoup sur les causes de mes souffrances. Je passai en revue toutes les circonstances commémoratives et présentes de mon état anormal, et je fus enfin conduit à présumer les causes occasionnelles et prochaines de mes malaises, dont depuis quelque temps j'étais *périodiquement* tourmenté *tous les soirs*. Enfin je suis venu à soupçonner l'action de quelques émanations d'un terrain artificiellement fangeux ou *tourbeux*. Cette idée peut être erronée, mais, quand on aura lu les observations suivantes, on ne sera pas probablement éloigné de mes conjectures. J'en appelle du reste à la science et à l'autorité.

J'ai dit que je vivais tranquille avec mes voisins. Ainsi je demeurai long-temps à supporter patiemment l'établissement d'un amas de fumiers, de broussailles ou autres immondices sur un très petit coin de terre inculte appartenant au sieur Gonnet, et attenant à ma propriété, dont la clôture m'appartient exclusivement. Je me mis donc à examiner un peu soigneusement l'état des lieux, et même à jeter un regard rétrospectif sur ce qui était arrivé soit chez moi, soit dans les environs de mon habitation, et j'appris que des catarrhes, des maux de gorge, des rhumatismes et même des fièvres intermittentes marécageuses avaient eu lieu dans les alentours de ma localité. Dans le moment où j'écris, des angoisses stomacales, abdominales, en un mot des crampes, des douleurs *cholériques* déjà répandues à Lyon, semblent régner despotiquement dans la commune d'Oullins, et surtout au Perron. Joignant à ces documents mon affection morbide actuelle, je pensai naturellement que ces indispositions générales ou particulières tenaient à une même cause, enfin le soulagement que j'éprouvai de l'usage des fleurs d'arnica montana et de l'écorce du Pérou me confirma dans cette opinion, surtout quand il me fut encore venu à l'esprit que dix ruches de mouches à miel (qui avaient bien réussi tant qu'on les avait laissées tranquilles dans un point de la partie *est* de mon enclos) avaient d'abord cessé d'essaimer dès qu'on les eut transportées vers le côté diamétralement opposé et contigu à un petit morceau de terrain où le sieur Gonnet établissait, soit un chantier de mauvais bois, soit une aire à battre le blé, et qu'elles avaient successivement péri. Une seule me restait, et quoique sa faiblesse me fît craindre de la perdre encore, je me décidai à la reporter dans la partie de ma campagne où primitivement mes ruches avaient merveilleusement fructifié, et, depuis près de six semaines, cette ruche unique paraît se ranimer. J'avouerai cependant que les abeilles de cette ruche ne présentent pas l'activité et le travail ordinaires à ces *hyménoptères*, et qu'elles ne *charrient nullement*. Je dois rappeler au lecteur que les abeilles sont facilement fatiguées d'un sol fangeux et méphitique, et qu'étant accoutumées à respirer l'air le plus pur, elles préfèrent les lieux élevés (chauds ou froids), où leur miel est bien supérieur à celui des mouches à miel qui travaillent dans un air plus chargé d'exhalaisons humides et malfaisantes, et que supportent mieux les limaçons et les batraciens (1).

On aura sans doute peu de peine à croire aux phénomènes pathologiques dont il vient d'être question quand l'on se remémorera les dégâts qui surviennent dans une

(1) Encyclopédie méthodique, Dictionnaire d'agriculture, t. 1, p. 415.

magnanerie où l'air vient à se vicier par une cause quelconque, et que le moyen le plus efficace pour désinfecter un appartement de ces insectes appelés *cimex lectularia*, qui en rendent l'occupation presque insoutenable, consiste à le remplir pendant quelque temps d'émanations d'un fourrage un peu humide. Ce procédé a été proposé à l'Académie des Sciences.

Tous ces exemples d'une influence si fâcheuse, d'un fluide aériforme provenant de la fermentation de substances végétales ou animales, doivent d'autant plus frapper qu'elle a pu s'étendre sur la végétation de mon jardin potager, contre lequel porte et s'appuie immédiatement le chantier du sieur Gonnet, et dont la fertilité ne répond point à la bonté et à l'exposition du terrain. Car, en général, les ceps donnent peu de raisins, les arbres produisent moins de fruits, et même un assez beau pêcher qui paraît y languir s'est trouvé comme couvert de gros limaçons du genre *pomatia*, et qui, d'après Spallanzani, ont la propriété d'absorber en quantité l'azote de l'air, ce qui prouve au moins que l'atmosphère du sol du sieur Gonnet contient beaucoup de ce gaz.

Un insuccès dans l'incubation générale, et l'attaque de paralysie de deux pigeons dont le colombier est placé dans l'atmosphère du terrain du sieur Gonnet, ainsi que la mort de neuf sur seize lapins appartenant à une famille demeurant vis-à-vis de chez moi, ne devraient-ils pas être attribués autant au mauvais air dont je me plains qu'au tonnerre et aux chaleurs qui ont eu lieu ces temps passés? Je pense être le seul dans mes parages qui tienne des gallinacées, et encore ai-je observé que mes poules, empressées de courir dans le jardin quand les portes en sont ouvertes, préfèrent presque constamment se jeter dans la partie *est* de mon domaine. Je crois même avoir remarqué que les volées de passereaux, très fréquentes dans le bas du même clos, diamétralement opposé à la minime propriété du sieur Gonnet, gratifiaient de leur absence les alentours de ce dernier terrain.

Parlons maintenant du résultat de l'influence mutuelle du sol et des végétaux.

1° Il est quelquefois des circonstances où nos habitations et leurs matériaux exercent une telle action sur les végétaux qui croissent auprès, que, par exemple, les plantes du *soleil* (*corona solis*, *helianthus annuus*) y fournissent du nitrate de potasse, tandis que celles qui naissent dans un terrain sablonneux, mais loin des maisons, n'en donnent point; d'où il est à conclure que les êtres organisés croissant et vivant environnés des débris plus ou moins altérés que l'on nomme *fumiers*, ne peuvent que se trouver mal de leurs effluves. Aussi voit-on que les individus de l'espèce humaine qui demeurent dans ces mêmes lieux *ne sont pas colorés*, *n'ont point la tête ferme et dégagée*, *et que leur gosier n'est nullement harmonieux* (1); aussi voit-on encore que les vanniers et gens qui travaillent sur les bois ou branches, surtout vertes, humides et fermentées, sont la plupart cachectiques, et qu'ils ont les jambes engorgées. L'on ajoutera de plus 1° que les fruits varient, en bien comme en mal, suivant que le sol est bon ou mauvais; 2° que quand on verse de la lie de vin sur la racine du poirier pendant quinze jours, et dans le

(1) Encyclopédie méthodique, Agriculture, t. 1; Discours préliminaire, p. 59-60.

temps de la floraison, cet arbre produit des fruits plus doux; 3° et enfin que l'engrais de mauvaise odeur donne un bien mauvais goût au raisin (1).

2° C'est ici que je me permettrai de faire remarquer à ceux de mes lecteurs qui ne sont pas plus chimistes que moi, que c'est dans l'été que les végétaux verdoyants, dont la terre est alors couverte, et qui sont exposés au soleil, émettent ou exhalent du gaz oxigène en décomposant l'acide carbonique; mais que c'est aussi pendant la saison des chaleurs que l'atmosphère est plus ou moins privée de son gaz oxigène par plusieurs agents, mais particulièrement par la *fermentation des terres végétales* qui combinent leur carbone avec cet oxigène pour former de l'acide carbonique. Dans l'hiver, cette influence ne s'exerce plus, parce que la fermentation est arrêtée par une basse température.

Si d'un côté l'on admet que la quantité de gaz oxigène que les végétaux développent à la lumière est bien peu sensible, on est obligé d'avouer, d'autre part, que cette petite quantité de gaz oxigène (en défalquant celui qu'elles ont absorbé pendant la nuit) ne saurait compenser la grande consommation de ce gaz par la fermentation des terres végétales dont l'on vient de parler (2).

3° La discussion que je me suis permise m'amène à une question qui, je pense, n'a pas encore été faite, et dont la solution cependant me paraît présenter le plus grand intérêt pour la salubrité, car il ne s'agirait de rien moins que de déterminer si le bois provenant d'arbres ou arbris-

(1) Encyclopédie méthodique, Agriculture, t. 1, p. 84-252.

(2) Bibliothèque universelle de Genève (Sciences), t. 1, p. 126.

seaux, récolté et coupé dans un terrain tourbeux ou marécageux, et ensuite transporté et mis en tas, frais et humide, sur un local plus ou moins éloigné de l'endroit palustre d'où il provient, n'est pas à même de fournir des émanations délétères, à mesure qu'il y fermente et se dessèche. Je ne doute pas qu'un chimiste puisse, par des expériences, parvenir à prouver qu'un bois coupé, fendu, surtout s'il est altéré et déjà décomposé, et plein d'animalcules microscopiques qui sont nombreux sur les surfaces fangeuses, et que des branches vertes, privées de leur écorce, sont imprégnées de principes corrompus, contenus dans ces végétaux détériorés. Quant à moi, et jusqu'à nouvel ordre, je prétendrais que les denrées ou marchandises provenant de parages *suspectés pestilentiels* ne méritent pas plus de précautions que les combustibles ligneux exploités sur des terrains *goutteux*, *uligineux*, *tourbeux*.

4° Nul doute que ces différents cas d'altération de l'air, et les inconvénients qui en résultent pour les êtres organisés, tiennent tantôt à l'accroissement ou du gaz azote ou du gaz acide carbonique; mais, en général et en définitive, la quantité d'acide carbonique contenue dans l'atmosphère est, par un temps à peu près, beaucoup plus grande en été qu'en hiver, et cette augmentation de l'acide carbonique se fait beaucoup plus aux dépens du gaz oxigène que du gaz azote (1).

Du reste, l'inquination de l'air, de quelque cause qu'elle procède, est plus ou moins enrayée par sa ventilation, qui, le renouvelant, le rend moins stagnant, lui re-

(1) Bibliothèque universelle de Genève (Sciences), t. 1, p. 129.

donne son élasticité et en augmente l'oxigène. Quant à l'absorption du gaz acide carbonique et du gaz méphitique, elle est favorisée par la végétation des plantes qui y croissent, et dont l'oxigène est développé et fourni par l'influence de la chaleur solaire.

5° L'air d'un lieu est d'autant plus salubre que les fluides aériformes qui constituent l'atmosphère, et qui sont l'*acide carbonique, l'air vital* ou l'oxigène et le *gaz azote,* sont dans une parfaite combinaison. Voilà pourquoi le refroidissement, qui facilite cette combinaison, nous rend si utile et si agréable la respiration d'un air frais, qui encore ne jouit de cet avantage qu'autant qu'il n'est pas trop raréfié, comme l'est celui des hautes montagnes, tandis qu'un air *chaud* nous est pénible et à charge (1).

Toutefois cette combinaison, d'abord si utile, est loin d'empêcher la *mobilisation* du terrain; car le labour de la terre est tellement nécessaire, que sans lui elle devient trop humide, qu'elle fermente, s'altère et devient fangeuse et marécageuse. C'est alors qu'elle s'imprègne de principes malfaisants dont l'irruption, enfin déterminée et forcée par la nature elle-même, donne issue à des vapeurs corrompues, à des effluves délétères, qui flétrissent tout ce qu'ils touchent, et répandent la maladie et la mort parmi les végétaux et les animaux.

6° Sans le mouvement, le meilleur engrais serait sans succès; le fumier le plus vivifiant, qui ne se mélangerait pas intimement, par une division mécanique ou spontanée, avec le sol, ne deviendrait qu'un intermédiaire infructueux et désavantageux, pendant que le travail de

(1) Encyclopédie méthodique, Agriculture, t. 1, p. 500.

l'homme ou un bouleversement accidentel peuvent seuls en provoquer et assurer les avantages.

Si le gaz *fixe*, *méphitique* des marais est quelquefois moins nuisible qu'ailleurs, c'est que, comme il a été déjà dit, il y est absorbé par les plantes qui fourmillent dans ces lieux palustres (1).

Le peu qui vient d'être dit ou observé sur la nature délétère d'un terrain peu vivifié par le labour et la végétation, et qui, au contraire, est imprégné d'une humidité fangeuse et dont les émanations ne sont appréciables ni par les sens, ni par les moyens physico-chimiques ordinaires, suffira probablement pour exciter la sollicitude de l'autorité, et même pour mettre à l'abri toute la responsabilité d'un citoyen et d'un médecin. Maintenant, il me reste à motiver mes plaintes particulières et directes que j'ai déjà adressées, mais inutilement, au sieur Gonnet, à qui je me permettrai encore quelques avis sur son exploitation et sur les moyens de la rendre moins nuisible à ses voisins.

Nota. — Les *vourgines*, les jeunes branches de bois blanc, celles surtout de l'osier blanc, doivent être coupées à l'automne, pour que le tissu ligneux ait acquis la solidité désirée. La décortication ou le *pelage* de ces brindilles tendres, verdoyantes et humectées d'une sève assez abondante doit s'opérer sur les lieux où l'on en fait la coupe, et où l'on doit les laisser sécher plutôt que de les transporter dans des parages habités.

Nos anciens pères du désert et nos pieux solitaires travaillaient l'osier en économes et en industriels; mais leurs

(1) Encyclopédie méthodique, Agriculture, t. 1, p. 416.

laboratoires étaient dans les lieux de la récolte; ils étaient en conséquence changés souvent de place et avaient toujours lieu en plein air.

Aujourd'hui même les sauvages Gonaquois et les Hottentots-Cafres en font aussi des chefs-d'œuvre de ménage, au point d'en fabriquer des paniers, des terrines, des vases capables de tenir leur lait et leur eau. Leur vie nomade donne à croire que ces ouvrages s'obtiennent sans les inconvénients d'une humidité concentrée et fermentée. Aussi ces Africains n'ont-ils pas à se plaindre des émanations auxquelles les habitants de nos sites marécageux s'exposent par leur paresse ou leur cupidité. Car nos villageois, qui sont riverains des lagunes fangeuses et fertiles en vourgines, se gardent bien (du moins ceux qui sont dans les parages de la commune d'Oullins) de peler, de fendre leurs osiers sur les lieux où ils les coupent; ils se font un jeu, une spéculation de les transporter, de les faire sécher et de les écorcer dans leurs maisons ou tout autour des habitations de leurs voisins, qu'ils ne craignent pas d'incommoder par les saletés, les immondices et les débris de leurs osiers, débris qui ne peuvent manquer de fournir quantité d'émanations d'autant plus nuisibles qu'elles n'affectent pas les sens, comme d'autres que les substances animales exhalent ordinairement.

Si l'on nous objecte que le même genre d'industrie se fait aux environs de Paris, dans l'Orléanais et dans la Champagne, nous répondrons que ces localités sont moins insalubres que la saulée d'Oullins, et que les propriétaires des oseraies de ces contrées savent mieux prendre et leur temps et leurs mesures pour assurer la bonté et la durée de leur menu bois pliant, et en opérer le blanchiment et la dessication ailleurs que là où l'on fait la coupe de ces bois, ou dans des localités bien aérées, bien travaillées, et non aux portes des habitations. C'est sous ce dernier rapport que j'ai principalement à me plaindre du sieur Gonnet, au sujet d'une aire à battre le blé, dont la plate-forme, qui touche immédiatement mon mur, est plus tourbeuse que solide, et entretient une humidité constante qui fournit des exhalaisons peu sensibles, mais qui n'en sont pas moins dangereuses, et dont l'exhaussement artificiel de six à huit pouces nuit en conséquence à ma clôture.

J'ajouterai encore 1° que les aires devant avoir une inclinaison convenable, celle du sieur Gonnet est loin d'en avoir une suffisante ; 2° qu'en général les aires à battre le blé s'établissent ordinairement, ou loin de la ferme, ou bien sous un hangar, quand c'est dans l'intérieur d'un domaine. Cette coutume, cet usage sont sans doute fondés sur l'inconvénient grave d'encombrer d'immondices et des débris des épis et paille les champs cultivés du voisinage. Si le sieur Gonnet écoutait un peu son intérêt et même sa santé, il cultiverait son petit coin, le couvrirait de végétaux, l'enfermerait même d'une haie vive, ce qui augmenterait l'utilité et la valeur de sa propriété, au lieu d'en faire l'endroit de la commune le plus sale et le plus dégoûtant, inconvénient que l'on prend comme à tâche d'augmenter quelquefois, en laissant traverser la voie publique par les urines et ordures provenant des écuries qui sont dans l'intérieur de l'habitation principale, ainsi que par l'éparpillement de fourrages altérés dont on couvre parfois les avenues extérieures et publiques. Des puits perdus, faits convenablement et à peu de frais, rececvraient les écoulements stabulaires, et pourraient augmenter et améliorer les engrais ordinaires.

En définitive, la nocuité d'un établissement semblable à celui du sieur Gonnet ne se manifeste pas toujours de la même manière, car, au lieu d'indispositions purement physiques, ce sont des altérations dans les facultés intellectuelles qui se décèlent chez les individus soumis à l'influence des émanations délétères. Ainsi, les apparences de la santé n'attestent pas toujours la non existence de ces effluves marécageux.

Sans m'occuper précisément de l'influence des miasmes palustres sur les effets des remèdes et sur la nature des productions alimentaires que fournissent les localités un peu marécageuses, je me bornerai à dire que les fruits du Perron et de Pierre-Bénite sont plus froids, plus acides, moins agréables et plus difficiles à conserver que ceux d'Oullins proprement dit, et surtout de Saint-Genis-Laval, qui forment cependant tout un même arrondissement, et que les fébrifuges qui seraient utiles dans les lieux dont l'air est plus pur, moins pesant, moins humide, ne le seraient pas autant dans ceux dont l'atmosphère est plus souvent nébuleuse et plus lourde. Ces différences thérapeutiques, déterminées par la température et l'état eudiométrique de l'air, doivent d'autant moins surprendre qu'on a vu des médicaments agir bien diversement suivant le milieu occupé par les êtres animalisés traités ou combattus.

Chacune des trois principales bases salifiables (savoir, la baryte, la chaux et la strontiane), avec lesquelles l'acide carbonique forme des sels, peut fournir un moyen simple et sûr de reconnaître la présence et de déterminer la quantité de cet acide minéral dans des mélanges gazeux. Il suffit pour cela d'agiter, en contact avec le gaz, de l'eau tenant en dissolution l'une ou l'autre de ces bases. Tout-à-coup il se fait un nuage et un précipité qui, recueilli et séché indique par le poids la proportion du gaz absorbé (1).

Le gaz acide muriatique détruit l'infection de l'air. Les affusions d'eau froide, les aspersions d'eau aiguisée de chlorure de chaux ou d'ammoniaque, etc., peuvent neutraliser les vapeurs que laissent exhaler les substances animales ou végétales désorganisées et fermentées. C'est pour obtenir le même résultat que l'on a proposé d'entrecouper par des couches légères de chauxc ommune les tas de fumier que l'on est obligé de laisser plus ou moins de temps dans l'intérieur de nos fermes ou à la porte des écuries. Cette précaution a d'ailleurs l'avantage de perfectionner et d'améliorer ces fumiers.

Comme les réservoirs ou masses d'eau, connus dans le pays sous le nom de *boutasses*, donnent lieu à des vapeurs souvent corrompues et méphitiques, je conseillerais d'en garnir les deux surfaces opposées, mais les plus longues, de divers rayons ou gradins, superposés les uns sur les autres, à distances convenables, et qui, par une ascension graduelle et oblique de bas en haut, se réuniraient à l'aide d'une espèce de plate-forme très longue et très étroite. Ces gradins ou étages seraient garnis de vases fournis de leurs plantes, plus ou moins séparés, et dont la végétation *aérienne* absorberait le gaz méphitique de la

(1) Dictionnaire des sciences naturelles, t. 1, p. 165.

boutasse, et donnerait peut-être lieu à quelque phénomène d'horticulture à observer.

Avant de passer aux notes concernant les effluves pestilentiels, et notamment les miasmes fournis par les corps soumis à la contagion proprement dite, physique et morale, je rends publique, pour la première fois, une grande partie de la lettre à l'Institut dont j'accompagnai l'envoi de mon ouvrage sur la contagion imprimé en 1822, et que cette savante compagnie a jugé devoir placer dans la liste des productions offertes au concours de Monthyon. (Voyez la *Revue médicale* de ce temps.)

« Si, par l'ouvrage que je me permets de soumettre à » l'examen et au jugement de l'Institut de France, je par» viens à prouver qu'une opinion exclusive à la *contagion* » ou à la *non contagion* de certaines fièvres n'est pas ad» missible, il ne sera peut-être pas difficile de faire pré» sumer au moins 1° que la maladie la plus conta» gieuse ne l'est pas toujours; 2° que quand elle l'est, ce » n'est point dans tous ses temps ou stades; 3° qu'elle » peut être d'abord sporadique, et qu'ensuite, par la réu» nion de quelques circonstances tirées du malade et de » l'exposé, elle est susceptible de se communiquer et de » s'étendre à différents individus; 4° que le *facies* de toute » maladie contagieuse doit varier, et que ses symptômes » doivent être différents suivant l'individu, suivant le cli» mat, etc., etc.; et 5° même qu'une maladie primitive» ment et simplement épidémique, c'est-à-dire *résultant* » *de l'action d'une ou de plusieurs des choses non natu-*

» *relles* sur les corps de gens habitant un même pays, peut
» éprouver quelque dégénération ou plutôt quelque éla-
» boration en se développant chez de nouveaux venus
» qui, en arrivant dans cette contrée, apportent une telle
» disposition morbide *commune et individuelle*, qu'en se
» trouvant dès-lors soumises à l'impression de l'épidémie
» qui y règne déjà depuis plus ou moins de temps, elles
» contractent et présentent bientôt une autre maladie
» dont la marche et les symptômes revêtent le caractère
» contagieux, qui, par la suite, peut à son tour modifier
» facilement la première affection épidémique des indigè-
» nes, au point de rendre celle-ci également contagieuse.
» Cette dernière proposition, paradoxale en apparence,
» n'est pas si éloignée de la vérité qu'on le pense; et c'est
» en cherchant à prouver qu'elle est fondée que je suis
» parvenu à établir une distinction naturelle entre les
» épidémies et les contagions.

» Mes efforts pour remplir cette tâche nécessitent sou-
» vent des répétitions qui probablement me seront repro-
» chées, mais auxquelles je me suis cru obligé pour faire
» passer ma conviction dans l'esprit de mes lecteurs, les-
» quels d'ailleurs me les pardonneront, à raison du rôle
» de conciliateur que je remplis dans cet ouvrage, où, en
» effet, je rapproche les écrivains qui paraissent avoir des
» idées tant soit peu opposées sur les maladies contagieu-
» ses. J'ai dû, au reste, pour obtenir un tel résultat,
» interroger les observations des différents médecins phy-
» siologistes, m'informer de leur pratique et même m'ap-
» puyer de divers cas de maladies analogues fournis par
» la médecine vétérinaire, etc., etc.

I. J'ai établi (page 11 de mon ouvrage de 1822) qu'un malade ne devient contagieux qu'à l'égard de gens plus faibles que lui, sous quelque rapport et dans quelque partie. Cette proposition est adoptée par Joseph Frank, qui dit (1), au sujet de la coqueluche, que la contagion de cette maladie se communique plus volontiers des enfants aînés aux cadets. Ne sait-on pas d'ailleurs que les passions *déprimantes* ou *affaiblissantes* disposent aux maladies contagieuses, et qu'une grande lenteur d'une contagion à se développer indique une plus grande inactivité du système? Avec cette lenteur non ordinaire on a plus à craindre une fièvre maligne qu'une fièvre inflammatoire (2).

II. C'est sans doute à tort qu'on a prétendu (3) que des épidémies contagieuses ne changent point de nature, quelle que soit la saison, et que le principe de la contagion est indépendant de l'air libre. Je prétends encore qu'on n'a pas été plus fondé à ne pas croire à la contagion d'une maladie, parce que l'inoculation de cette dernière, faite hors des foyers d'infection ou dans des lieux salubres (4), a été sans résultat. Car, en supposant ces deux circonstances, l'on ôte ce qui est le plus essentiel à la propagation de la maladie.

(1) *Praxeos*, etc., t. 11, p. 464.
(2) Durwin, Cl. I-II, 1-3.
(3) Valentin, Voyage médical en Italie, 1821, p. 88.
(4) Valentin, Voyage médical en Italie, p. 93.

III. Le peu qui vient d'être dit suffit pour avancer que l'acte de la contagion ressemble assez à celui de la fécondation, qui n'est possible entre substances organisées ou animées qu'autant qu'elles sont douées d'une organisation intérieure à peu près semblable (1).

IV. L'animal susceptible de prendre une contagion est et sera inaccessible à cette dernière, *s'il est bien portant*. Telle est mon opinion présentée page 15 de mon ouvrage de 1822, et que j'y développe assez amplement.

V. Pour que la contagion s'établisse, il est nécessaire qu'il existe un certain consensus d'organisation entre le contagié et l'exposé, ainsi qu'une identité dans l'action d'une ou de plusieurs des six choses non naturelles, sous l'influence de l'effet desquelles l'un et l'autre se trouvent (2). Cela explique le danger des baisers savoureux entre les enrhumés ou entre des époux dont la poitrine est délicate, sensible ou malade (3), ainsi que celui du rapprochement ou du contact des dyssentériques.

VI. Les phénomènes de la contagion qui sont bornés à la périphérie du corps indiquent un danger moins grand que ceux qui sont intérieurs (4).

VII. Les maladies contagieuses sont d'une facilité plus grande à s'établir dans les contrées où les saisons sont soutenues, et permettent l'analogie ou l'identité de régime, d'usages, d'occupations. Elles attaquent comme par

(1) Journal des progrès des Sciences médicales, t. 8, p. 32.

(2) Mon ouvrage, p. 19-22.

(3) Hildenbrand, *Ratio medendi*, *pars* 1, p. 154. — Audouard, Contagion des fièvres intermittentes, p. 215.

(4) Mon ouvrage, p. 24.

préférence le système glanduleux, et atteignent moins les personnes âgées (1).

VIII. Quoique, pour l'établissement de la contagion proprement dite, il faille, ainsi qu'on l'a fait déjà entrevoir, que la transmission de l'état maladif d'une partie déterminée de l'individu contagié ait lieu sur la partie semblable de l'individu exposé, il ne faut pas pour cela croire à la contagion, parce que le dernier individu aurait reçu de près la vapeur ou le miasme qui se serait exhalé d'une surface muqueuse fortement enflammée, aurait contracté une maladie dans une partie éloignée de celle de la personne primitivement malade. Ainsi, parce que deux sœurs ont pris une angine extrêmement violente auprès d'une dame affectée d'un ulcère à la matrice, il ne faut pas conclure que leur angine soit le résultat de la contagion (2).

IX. Le siége et l'intensité des symptômes d'un typhus contagieux varient suivant les circonstances commémoratives, suivant l'opportunité maladive de quelques organes, suivant la saison, le régime antérieur, la nature et la direction des vents, etc. Ainsi, les rhumatismes, les fièvres intermittentes ou rémittentes, les différentes fièvres pestilentielles, etc., peuvent, sous l'influence et l'action de causes identiques, diversement attaquer les parties musculaires internes ou externes, les différents tissus membraneux des organes gastriques, ou les tissus parenchymateux du cerveau, du poumon, des glandes, et se manifester par de simples douleurs fixes ou erratiques, par

(1) Mon ouvrage, p. 25.

(2) Voyez Bulletin des Sciences médicales, t. 4, p. 235.

des jaunisses, des vomissements, des crampes, des convulsions, des pétéchies, des bubons, etc. (1).

X. Les changements prononcés et subits dans l'atmosphère et dans la température de l'air en apportent dans le *facies* et dans l'intensité des fièvres endémiques, épidémiques et contagieuses (2), et surtout de la fièvre jaune, pour le développement de laquelle deux conditions sont nécessaires, savoir : le littoral de la mer, et la chaleur de l'atmosphère (3).

XI. Cette alternative ou cette mutation dans les causes maladives peut amener un changement dans les symptômes des maladies régnantes, et faire dégénérer ou convertir, par exemple, un catarrhe populaire en fièvre ictérique ou en peste orientale, dont ainsi la marche et la thérapeutite doivent différer (4).

XII. Il y a infection *inorganique* par des effluves provenant de substances végétales ou animales, mais *sans vie ;* elle ne suppose pas la contagion, tandis que celle-ci suppose toujours l'infection ; et il y a infection *organique*, laquelle est alors appelée contagion *vive* ou contagion proprement dite, et contagion *miasmatique*, quand celle-ci a lieu par des émanations délétères sortant activement de

(1) Voir l'intéressant ouvrage du docteur Audouard sur la contagion des fièvres intermittentes. Cet excellent médecin ne croit pas qu'il y ait des fièvres intermittentes contagieuses à Paris ni dans le nord de la France, ce que je n'admets pas; seulement, je pense qu'elles y apparaissent rarement.

(2) Broussais, Annales, etc., t. 4, p. 511. — Foderé, sur le Choléra, p. 423.

(3) Audouard, ouvrage cité, p. 32.

(4) Lorry, *de Morb. mutat. et convers.*, p. 253, 268, 302.

quelques animaux malades. L'infection *inorganique* en général n'est nullement contagieuse (1).

XIII. La contagion agit dans le malade ou hors de lui, suivant ses périodes, qui ont reçu diverses dénominations (2). Le plus souvent la contagion n'a lieu qu'à la fin de la deuxième période. Il est à noter que l'on a plus à craindre la contagion des sujets encore vivants que des individus déjà morts, surtout si l'on se trouve à peu près dans la même sphère de rapports directs ou indirects avec les contagiés. Une comparaison vraiment judicieuse, établie dans le *Cours complet d'Agriculture*, t. VII, p. 250, fera mieux comprendre, admettre et expliquer la contagionabilité dans les règnes végétal et animal. C'est ainsi « que les rayons d'un soleil brûlant ayant desséché tous » les arbres d'une forêt, ils sont *tous disposés* à s'enflam- » mer; cependant, aucun ne brûle; mais que le feu » prenne à un seul, l'incendie se propage rapidement, et » la forêt entière sera consumée. Si cet arbre n'eût pas » pris feu, il n'y aurait pas eu d'incendie. Si, autour de » lui, les arbres eussent été verts et peu combustibles, » l'incendie les eût respectés. »

XIV. La plupart des affections insidieuses, typhoïdes, pestilentielles et contagieuses se précèdent presque toujours d'un collapsus de l'organe cutané, après que celui-ci a été manifestement et préalablement excité; et comme la peau est plus que consensuelle avec les fonctions cérébrales, pulmonaires, gastriques, etc., la moindre modification accidentelle et morbide qui arrivera notamment

(1) Broussais, Annales, etc., t. 4, p. 505, 530.
(2) Hildenbrand, *Instit. pract. med.*, t. 4, p. 189.

dans la caloricité de la peau, en opérera promptement et sympathiquement dans nos principaux systèmes, dont, au reste, l'opportunité maladive, déjà préexistante, fait que, par exemple, la peste d'Orient marque ses effets sur le système lymphatique, tandis que d'autres typhus, comme le choléra, etc., exercent leur impression sur la membrane muqueuse gastrique et sur la peau (1).

XV. C'est quand l'appareil dermoïde est en collapsus dans les typhus que les vésicants et les excitations de la surface du corps manquent d'agir; cette anesthésie bien grave demande à être combattue par des moyens internes, du moins simultanément avec ceux qui agissent en dehors du corps (2).

Avant de terminer cet alinéa, il est bon d'établir la différence que le vulgaire des médecins fait entre quelques unes de nos fièvres de mauvais caractère. Ainsi, l'on dira que, par exemple, le choléra est une fièvre de l'ordre deuxième des fièvres *bilieuses* ou *gastriques*, tandis que ce qu'on nomme communément *typhus* est une des fièvres *ataxiques* qui forment le cinquième ordre des fièvres malignes, mais non contagieuses, et que la fièvre d'*hôpital* ou de *prison* en est le typhus *vraiment contagieux*, qui en est le quatrième genre (3).

XVI. Serait-il invraisemblable que le typhus ordinaire, qui complique souvent l'affection catarrhale pulmonaire, dont les *symptômes inflammatoires* cérébraux constituent la période d'irritation, soit moins contagieux que celui

(1) Audouard, Contagion des fièvres intermittentes, p. 69.

(2) Audouard, Fièvres jaunes de Barcelone, p. 69. — Mon ouvrage sur la contagion, 1822, p. 136-140.

(3) Cette division est de Nysten, Manuel médical, p. 7, 10, 23, 27.

qui accompagne promptement ou facilement l'affection catarrhale *gastro-intestinale*, principal élément morbide du choléra? Remarquons ici que la contagion, ainsi qu'on l'a déjà dit, se développe à la fin de la deuxième période des maladies catarrhales, où les *symptômes inflammatoires* se dissipent (1).

XVII. Ne nous dissimulons pas qu'il existe dans ce moment un choléra *populaire*, une cholérine dont la cause est une diminution sensible de l'innervation nerveuse sur la généralité des muqueuses abdominales, auxquelles heureusement s'arrête ce déficit de la vivification nerveuse. Aussi ne se plaint-on généralement que d'anorexie, de vomissements, de dévoiement, de crampes d'estomac et des jambes; mais qu'il survienne une exaltation morale (comme à Paris dans le temps, etc.), une grave erreur dans le régime, enfin une perturbation générale physique et morale, et l'on verra ce défaut de l'innervation nerveuse ne pas se borner au ventre, etc., mais encore s'étendre sur tout le système muqueux pulmonaire et cérébral, et alors éclatera le terrible choléra, auquel les inquiétudes, les peines d'esprit et de corps, et les embarras de toutes sortes, ne peuvent qu'augmenter la disposition et l'opportunité. De cette manière, le choléra simplement *catastatique*, par l'état de l'atmosphère, et seulement dans une localité, deviendra général, grave et épidémique, et se compliquera même des affections maladives les plus intenses. La lésion morbide sera à l'intérieur et à l'extérieur,

(1) Sur les diverses dénominations données au choléra, qui n'est pas une maladie *sui generis*, v. mon premier Mémoire sur le Choléra, 1832, p. 23.; sur les noms différents sous lesquels on a écrit sur le typhus, v. mon deuxième Mémoire sur le Choléra, p. 8.

en dedans du corps comme à la surface de l'organe cutané. Les atteintes du fléau n'épargneront presque personne, mais chacun les ressentira à sa manière, suivant son état individuel du moment. Ce choléra ne sera pas venu par l'importation, il aura pris naissance spontanément et sporadiquement parmi nous. Je crains de paraître *alarmiste*, et je me borne à renvoyer le lecteur à mes brochures de 1832.

XVIII. J'ai bien donné à croire (1) que l'humidité d'une forte végétation favorisait l'apparition des fièvres pestilentielles, mais je n'ai pas tardé à déclarer qu'une végétation vigoureuse n'influe sur nos corps sains ou malades qu'autant qu'elle n'est point en équilibre avec notre animalisation ; car, là où l'animalisation se montre avec une supériorité décidée, là languit et même périt la végétation, que l'on doit d'ailleurs regarder comme quelque chose de moins parfait que l'animalisation, qui, de son côté, et pour exécuter l'évolution à laquelle elle tend continuellement, exige et présente un plus grand degré et de plus grandes variations dans son *expansibilité*.

Aujourd'hui j'ajouterai que l'inconvénient d'une végétation exubérante dans un lieu marécageux est en quelque sorte diminué ou compensé par l'avantage que les plantes nombreuses de cette localité ont, par leur entretien ou leur accroissement, d'absorber elles-mêmes l'acide méphitique qui s'y développe. Dans tous les cas, c'est dans cette circonstance que la translation d'un camp, d'une habitation quelconque, de la plaine sur la hauteur, est éminemment avantageuse (2).

(1) Mon ouvrage sur la contagion, p. 155.

(2) Foderé, Recherches sur le Choléra, p. 425.

XIX. Ceci nous amène à parler 1° de l'utilité et de la nécessité de l'*aérification* ou de l'immersion aqueuse dont, en effet, des pestiférés se sont bien trouvés en errant tout nus dans le désert, et des marins aussi malades, et qui, dans leur délire, se sont tenus dans la rivière, ou dans la mer, ou dans un réservoir d'eau (1); et 2° de la séparation prompte et de l'éloignement des malades de fièvres rémittentes nerveuses contagieuses, dont les accès ou les paroxysmes sont probablement caractérisés par une chaleur trop intense, laquelle ferait admettre le dire de Reil : *Nunquam nimius calor in febribus existeret, nisi novus calor calori identidem accederet* (2). Les ablutions aqueuses ont été pratiquées avec succès par le docteur Currie.

XX. Quand l'innervation ou sensibilité organique et spéciale de chaque tissu de notre économie est à l'état normal, il ne circule dans ses canaux que des fluides d'une qualité déterminée, qui lui fait repousser tout fluide étranger à son organisation; il est à croire que, d'après Mme de Sévigné, tout *est sain aux sains*, et que c'est à raison de cette innervation nerveuse normale, qui constitue la *vie individuelle*, que tout homme *bien portant* ne prend point la contagion, quoiqu'il puisse cependant la transporter aux autres, sans en être atteint. Ne sait-on pas que le blé bien choisi et bien chaulé n'est jamais exposé au charbon ou au noir de blé, qui est un vice

(1) Desgenettes, Histoire médicale de l'armée d'Orient, p. 250. — E. N. C. dec. iii au 5, obs. 48. — Le comte de Segur, Mém., t. 1, p. 475.

(2) *Memorab. clin. fasc.*, c. 1, p. 22. — J. Frank, *A viaggio*, *etc.*, t. 2, p. 214, 269. — Institut de France, Sciences mathématiques, t. 1, M., p. 464.

très contagieux, lors même qu'il est sous l'influence de la plus grande humidité (1)?

XXI. Cette immunité de la contagion, provenant de l'absence des rapports, des analogies, en un mot, des sympathies individuelles et réciproques, sans lesquelles *il n'y a point de contagion*, m'empêche d'adhérer à l'opinion de Bailly, François et Pariset, d'après laquelle la contagion des fièvres pestilentielles pourrait, dans la période de leur plus grande énergie, s'étendre parmi des individus qui ne présenteraient pas toutes ces conditions sympathiques préalables.

XXII. Il faut donc une prédisposition à contracter la maladie pestilentielle pour la prendre. Rubini prétend qu'elle n'est pas nécessaire; mais Brera a apprécié à sa juste valeur cette exclusion de la prédisposition (2).

XXIII. Heureusement il est des circonstances et des moyens qui diminuent ou enrayent la prédisposition à la contagion. Elles se tirent en général de l'action des six choses non naturelles de l'air et du régime, et surtout de l'état normal des fonctions du système cutané, dont la transpiration, par exemple, doit être favorisée et entretenue.

XXIV. Jetons un coup d'œil sur les dispositions morales qui paraissent contraires à la contagion. Lorsque toutes les facultés sont, en quelque manière, tendues à l'unisson, le corps demeure sain et invulnérable, pour ainsi parler, aux influences morbifiques extérieures. Dans certains su-

(1) Journal de Médecine, t. 70, p. 432.

(2) Brera, *de Contagio, Padova*, 1819, t. 1, p. 13.

jets, le moral est surexcité par la ferveur religieuse, qui soutient l'harmonie vitale et la régularité des fonctions (1).

XXV. Qui ne serait pas étonné et tendrement ému de voir un vieillard donner les soins les plus affectueux et les plus soutenus à sa fille chérie dont il prévoyait la perte et dont, cependant, il cherchait à adoucir l'isolement affreux dans lequel elle était cruellement plongée ; car la jeunesse, l'amabilité, la beauté, la richesse, rien ne put arrêter auprès de cette intéressante et infortunée malade les personnes qui devaient le moins l'abandonner !... Son père seul lui reste... elle meurt le quatrième jour... et, soit l'âge, soit l'ébranlement de l'âme, le vieillard présente un état moral et physique tellement différent de sa fille, qu'il n'en put prendre la maladie (2).

XXVI. Continuons de donner des exemples d'un courage *volontaire* et qui triomphe des plus grands dangers. Oui, c'est en admettant la puissance de la force de l'âme que l'on croira à la tradition établie à Montpellier que saint Roch et ses descendants (les *Lacroix de Castries*) ont su se garantir, par leur courage, des atteintes des maladies contagieuses, à l'occasion desquelles ils ont constamment montré la charité la plus intrépide (3).

XXVII. Cependant nous ne sommes pas tous doués de cette heureuse organisation, toute particulière aux *pauvres d'esprit* ou aux exaltés, religieux ou politiques. Il est des êtres craintifs et qu'une ombre effraie. Mais comme nul n'est le maître de son tempérament physique, ni de

(1) Dictionnaire des sciences médicales, t. 20, p. 82.

(2) Voir le journal *le Temps*, 12 novembre 1831.

(3) Jouy, l'Hermite en province, t. 2, p. 349.

sa constitution morale, ces sujets pusillanismes ne seront point coupables aux yeux du moraliste indulgent, qui ne leur imputera point à crime leur crainte, leur frayeur, leur terreur et leur fuite. Il les plaindra et ne les flétrira pas par le stygmate du déshonneur pour avoir refusé de donner des soins à des contagiés. Le médecin même très sensible, très pénétrant, mais qui a le malheur d'être d'une complexion délicate, peut ne pas présenter une âme forte, un esprit ferme dont d'autres praticiens sont heureusement privilégiés. Le premier est presque malade, et on ne le guérira pas par une sévérité outrée et injuste (1).

L'autorité n'est pas ici sans quelque tort ; elle peut bien récompenser les courageux, les téméraires, mais elle n'a pas le droit de tuer le timide, le découragé, qui est déjà assez à plaindre. Je me rappellerai toujours que dans l'armée d'Orient les officiers de santé subalternes, forcés de rester au lazareth, en revenaient rarement, tandis que nous, officiers de santé de première classe, qui remplissions bien et scrupuleusement nos obligations et nos devoirs, mais qui ne courions peut-être pas autant de périls que nos jeunes coopérateurs, avions le plus souvent les gratifications.

XXVIII. C'est dans ces moments de danger que le médecin doit être à lui seul, à son savoir, à sa conscience, et qu'il doit, dans l'exercice de ses fonctions, être indépendant de ces factotums impudents, de ces mauvais administrateurs qui croient tout savoir et qui brouillent

(1) Dans sa Galerie morale et politique (t. 1, p. 304), Ségur a eu aussi, depuis moi, les mêmes idées, mais il les a rendues d'une manière plus élégante.

tout. Dans ce siècle, l'orgueil mène à la désorganisation, voire même à la corruption.

XXIX. Parmi les causes extérieures des épidémies et des contagions, l'air tient si bien le premier rang que l'inconvénient d'une température chaude et humide, renforcé par une manière vicieuse de vivre, a été remarquable dans l'épidémie de fièvre muqueuse et réellement contagieuse qui régna en décembre 1824 dans deux pensionnats de jeunes personnes à Bordeaux, mais qui ne fut désastreuse que dans celui dont les appartements étaient mal aérés, et où les demoiselles étaient encombrées et mal nourries (1).

XXX. La similitude ou la différence des éléments et des saisons font également que les épidémies et les épizooties surviennent facilement ou difficilement et avec des symptômes distincts. A cette influence de l'état des lieux sur la propagation des maladies populaires, il faut bien joindre celle des passions. Ce sont surtout les attristantes qui, en produisant l'irritation des voies gastriques (2), répandent le plus le trouble dans l'intérieur, et qui, à raison de ce désordre, amènent, comme subitement, un nombre plus ou moins grand d'individus à un *même* type moral et physique, de manière que, dès ce moment, ils sont disposés à prendre la même affection morbide.

XXXI. Si, sans prétendre au rôle de prophète, je peux assurer avoir dans le temps prédit les différents événements qui se sont réellement succédé dans toute notre révolution; si, par exemple, j'ai annoncé que les Français,

(1) Société royale de Médecine de Bordeaux, séance publique du 31 août 1835, p. 13.

(2) Broussais, Annales, etc., t. 6, p. 60.

aux exploits militaires desquels je me glorifie d'avoir assisté, finiraient par être abandonnés de la victoire; que leur chef, reconnu par les autres puissances, et confirmé par l'onction de la religion, tomberait nécessairement parce qu'il tendait au despotisme; pourquoi me serais-je trompé dans le tableau que j'ai déjà fait, il y a long-temps, des dispositions où nous sommes tous à une décadence et politique et physique, et que je crois devoir retracer ici?

XXXII. Si les peuples et les potentats de la terre n'écoutent que leurs intérêts communs, et n'aspirent qu'à leur bonheur respectif, ils n'auront rien à craindre d'une explosion générale qui semble se préparer, que rien ne paraît pouvoir empêcher, mais que la sagesse, la franchise et la justice, qui, sans doute, ne sont pas encore bannies de ce bas monde, sont à même de faire tourner au profit de l'humanité et de la société.

Hommes à parti, esprits bornés et orgueilleux, cœurs cruels, qui n'écoutez que votre amour-propre et vos passions haineuses, vous seuls avez à craindre d'un bouleversement que vous prenez plaisir à provoquer et au sujet duquel votre mémoire sera en horreur dans la postérité!

Reptiles à figures humaines qui ne cherchez à vous élever qu'à l'aide de la dissimulation et de la fourberie, qui, tout en rampant entre la crédulité des âmes simples et l'intolérance des faux dévots, entre le pédantisme de l'ignorance et la superbe des nouveaux parvenus, entre le fripon que vous vous associez et le jeune imberbe inexpérimenté que vous dépouillez, vous ne songez qu'à jouir à la fois et des résultats de l'erreur, et des profits du vice. Cependant votre position actuelle n'est pas sans danger, car il n'est pas difficile au moraliste observateur de se convaincre que les courtisans, que les âmes faibles et les esclaves, sont indistinctement le jouet des contagions de toutes sortes, et que l'idée du danger de contracter telle ou telle maladie devrait bien rappeler chacun de nous à sa liberté, à sa pensée, à son existence individuelle.

XXXIII. Il ne faut pas oublier que ces êtres immoraux, dont il vient d'être parlé, et dont la physionomie est continuellement défigurée par l'arrogance, par cette fluxion humorale qui comprime et oblitère leurs organes sensitifs, et dont le teint blafard n'est parfois animé que par le reflet de l'or qu'ils convoitent ; en un mot, que ces ennemis de l'ordre et de la société renferment dans leur sein les germes de leur destruction, dont le développement n'attend que l'étincelle que fournit l'approche d'un malade auquel ils sont inférieurs par le cœur et l'esprit. Si le lecteur veut une esquisse plus étendue et plus fatigante des êtres désorganisés et dégradés, il recourra à mon livre sur la contagion (1822, p. 232-237).

XXXIV. C'est dans le dérangement de la transpiration que l'on doit rechercher la cause matérielle des contagions, dont la cause prochaine formelle paraît en général devoir être moins humorale que nerveuse (p. 240).

Toutes les causes morbides des fièvres contagieuses ont sur la transpiration une action qui varie suivant l'état de dilatation ou de densité de l'atmosphère, qui, en effet, doit influer sur nos corps autant que sur la sève des végétaux, dont la marche est rétrograde et toute contraire à celle qu'elle a ordinairement, quand, par exemple, l'*atmosphère est plus humide que le sol* (1). C'est dans cette

(1) Institut national, Sciences mathématiques et physiques, t. 8, p. 76.

circonstance surtout que les fièvres contagieuses attaquent comme exclusivement les individus dont l'âge, le caractère, les occupations, le régime et la *réunion* produisent cette analogie, cette presque identité morale et physique si favorable à la susception d'une fièvre ataxique et typhoïde dont les symptômes tiennent principalement aux lésions cérébrales, notamment dans le principe de l'invasion de la maladie.

XXXV. C'est ce qui a été observé dans l'épidémie de typhus qui se déclara, à la fin de 1823, dans un très nombreux collége de Paris dont tous les étudiants en général menaient la même vie contemplative, avaient la même nourriture, occupaient les mêmes appartements peu aérés, peu spacieux et très chauffés par le poêle. Cette fièvre typhoïde, qui ordinairement se borne dans ces enceintes d'éducation, s'est quelquefois étendue hors de ces établissements. Mais, dans ces malheureuses circonstances, il faut *évacuer la place*, et chaque malade ne tarde pas à guérir dès qu'il est rendu à sa famille (1).

XXXVI. L'on a déjà donné à entendre que la contagion commence d'abord à agir chez le malade, et que pendant ce temps elle n'agit pas sur l'*exposé*, qui ne reçoit le germe morbide qu'à la fin de la deuxième période de la maladie du premier (2). D'après cette observation, on peut favoriser des précautions contre la propagation des fièvres malignes.

XXXVII. Les organes *centraux*, comme le cerveau, le cœur, les poumons, offrent assez rarement des vestiges de

(1) Revue médicale, février 1824, p. 189. — Le journal *le Constitutionnel*, février 1823.

(2) Mon ouvrage sur la contagion, p. 82, 94.

lésion maladive ; et quand cela arrive, c'est moins dans leur intérieur, dans leur parenchyme, dans leur *meditullium*, qu'à leur surface membraneuse (1), dont, toutefois, la turgescence n'est pas aussi forte que dans nos parties les plus extérieures, quoiqu'elle puisse exister simultanément des deux côtés.

XXXVIII. Nous ne nous dissimulons point que cette simultanéité dans la turgescence de nos organes intérieurs et de notre organe général extérieur (la peau) est un phénomène complexe que nous avouerons nous-mêmes ne pouvoir admettre et expliquer qu'en disant : 1° que l'épanouissement de nos organes du *dedans* est *actif*, tandis que celui de l'organe cutané est *passif*; 2° que le premier est le plus souvent accompagné des symptômes d'embarras, de confusion, de congestion, que la nature cherche à rectifier en déterminant des efforts expulsifs du centre à la circonférence, pendant que l'art tend à les modérer quand ils sont trop intenses, et cela à l'aide des boissons acides, fraîches, de l'air froid, des lotions réfrigérantes dont l'action directe ou indirecte sur la peau tend à relever ce dernier organe de l'inertie où il était tombé (2), et qui, dans certaines fièvres pestilentielles, par exemple la peste et la fièvre jaune, est souvent le premier symptôme morbide, avant que les systèmes nerveux, glanduleux ou biliaire soient manifestement compromis. Aussi Hufeland (3) avait-il déjà dit : *Ad cutis functionem in omni febre tùm epidemicâ, tùm contagiosâ, haberi debet maxima attentio.* Toutefois, cette débilité cutanée fait bientôt

(1) Hildenbrand, *Instit. med. pract.*, t. 4, p. 153.

(2) Revue médicale, t. 3, p. 212.

(3) *Rat. med. pars* 1, p. 220, *pars* 2, p. 210.

place à une réaction qui encore, dans la fièvre d'Espagne, produisait le *rigor* ou le frisson, constamment d'abord aux membres supérieurs avant de passer aux inférieurs (1). C'est sans doute par suite de cette perturbation que la peau éprouve que survient la jaunisse dans les fièvres contagieuses, mais plus rarement dans les pays du Nord que dans les pays chauds et marécageux. Le développement de cet ictère pourrait s'expliquer comme celui des panachures jaunes ou blanches que des végétaux qui doivent être verts présentent dans un état maladif, tenant probablement à l'impuissance où sont les parties affectées de décomposer le gaz acide carbonique ; d'où il suit un défaut d'élaboration et de cohésion du sang et la séparation morbide de la bile.

XXXIX. Du reste, cette altération dans les fonctions du système dermoïde doit varier suivant l'idiosyncrasie des sujets et la température de l'atmosphère. C'est ainsi que, dans les typhus observés en Allemagne dans l'été de 1809, les maladies ont éprouvé une telle influence de l'action des grandes chaleurs, ainsi que de l'état tranquille ou venteux de l'air, qu'elles se sont compliquées de *pétéchies* (2).

Cette éruption, que Sarcone dit être l'effet d'épanchements sanguins dans le réseau muqueux de la peau, est, dans moment-ci qu'il fait une chaleur excessive, remplacée, dans nos affections catarrhales épidémiques, par des démangeaisons générales, par des boutons nombreux ou *ortiés,* mais tellement fugaces qu'ils paraissent et dispa-

(1) Broussais, Annales, etc., t. 5, p. 260.

(2) Hildenbrand, *Rat. med. pars* 2, p. 97.

raissent facilement et pendant plusieurs jours. Hâtons-nous de dire que cette dernière éruption n'est pas d'aussi mauvais augure que la pétéchiale.

Si l'on désire quelques détails sur l'altération des fonctions du système cutané, et notamment sur sa coloration morbide bleuâtre, appelée *cyanose*, il faut lire avec soin mon premier mémoire (p. 43) et mon second (p. 35) sur les fièvres contagieuses, imprimés en 1832.

XL. Après la peau, ce sont les systèmes pulmonaire et abdominal qui sont le plus volontiers compromis dans les fièvres typhoïdes et contagieuses, d'après les consensus multipliés qui existent entre les uns et les autres. L'air joue un grand rôle dans la lésion de l'appareil des voies aériennes et des poumons, dont l'aspect, chez les victimes des maladies pestilentielles, est assez analogue à celui qui s'observe dans les cas d'apoplexie; ceci varie suivant la constitution régnante dont se ressentent et la perspiration cutanée et la respiration pulmonaire, au point que les éruptions cutanées, colorées ou non colorées, et les crachats morbides s'influencent mutuellement et se remplacent les uns les autres.

N'oublions pas d'ajouter que le système pulmonaire doit, dans les typhus contagieux, être spécialement affecté chez les sujets qui ont été en proie à la crainte, à la peur, au chagrin, et chez qui cependant la saignée n'est pas toujours contre-indiquée, comme dans la plupart des fièvres pernicieuses (1).

XLI. Les fonctions digestives souffrent également des atteintes contagieuses dans plusieurs desquelles, en effet,

(1) Hildenbrand, *Ratio medendi*, t. 2, p. 87-88.

se manifestent des vomissements de mauvais caractère, des spasmes gastriques douloureux, des dyssenteries plus que dangereuses et souvent mortelles. C'est d'après le régime habituel et antérieur que les symptômes abdominaux diffèrent plus ou moins. Tous les accidents qui compliquent nos fièvres typhoïdes sont plus fréquents et plus graves chez les individus qui ont pris des aliments échauffants (1) que chez ceux qui ont eu leur estomac moins habituellement excité, de quelque manière que ce soit (2).

XLII. Les tumeurs glanduleuses appelées *bubons*, si fréquentes dans la peste d'Orient, ont été vues, bien plus souvent que les anthrax, à Damiette, dont la température est plus humide, et dont le sol est plus boueux, etc (3). Samoilowitz, qui pratiquait dans la Russie, a judicieusement observé : 1° que, parmi les adultes des deux sexes, les bubons se plaçaient ordinairement dans les aines, rarement sous les aisselles, presque jamais dans les glandes parotides, toujours au-dessous de la glande et non dessus; et 2° qu'au contraire, parmi les enfants, les bubons se plaçaient constamment dans les glandes parotides, rarement sous les aisselles, et nullement dans les aines. Chez nous, les bubons n'ont lieu que dans les endroits où le tissu cellulaire est abondant et lâche.

Du reste, les praticiens ne sont pas tous d'accord sur le danger de ces bubons, d'après la promptitude ou le retard de leur apparition, et d'après la douleur dont ils s'accompagnent. Il est à peu près constant qu'un retour

(1) Avis aux fumeurs et à ceux qui boivent trop de café, etc.

(2) Haller, *Bibl. pract.*, t. 4, p. 375.

(3) Desgenettes, Histoire médicale de l'armée d'Orient, 2e partie, p. 88.

de sensibilité dans les bubons, indolents jusque-là, est un signe d'amélioration.

XLIII. Il est des fièvres putrides et des fièvres marécageuses qui diffèrent de certaines fièvres contagieuses, du typhus ictérodes, etc., par exemple, en ce qu'elles sont un peu moins communicables, et en ce qu'elles ne présentent pas aussi souvent ni aussi évidemment le changement très brusque de l'état d'une irritation violente à celui d'un abattement extrême, et en ce que ce singulier abattement, qui est particulier au système *vasculaire* dans les fièvres pestilentielles, n'est que bien rarement en rapport avec celui du système *musculaire* (1).

XLIV. Il est à noter que si, en 1809, il y a eu à Vienne (Autriche) beaucoup moins de fièvres intermittentes qu'en 1808, qui a été une année très sèche, il y a eu, comme par compensation, beaucoup de typhus contagieux, et cela sans doute sous l'influence des désastres de la guerre, de manière que quelques écrivains en ont conclu, comme chose nouvelle, l'analogie des fièvres marécageuses avec le typhus ictérodes. Le docteur Audouard (1) dit à ce sujet qu'une chaleur humide, qui, dans les Etats-Romains, va de 26 à 28 degrés de Réaumur, a suffi pour amener des accidents de fièvre jaune parmi des troupes allemandes qui n'y étaient pas accoutumées, tandis que les indigènes, ainsi que les autres étrangers des contrées méridionales, n'ont eu, avec cette même chaleur atmosphérique, que des fièvres intermittentes.

XLV. Au sujet de cette dégénérescence des fièvres simples en fièvres malignes, citons le passage suivant de Tom-

(1) Broussais, Annales, etc., t. 5, p. 260. — Balme, Sur la contagion, p. 254.

massini : « Se rinchiudonsi, per 50 giorni, in una camera
» angusta ed umida, 30 persone, benchè sane, privandole d'ogni mezzo di purificarsi, e somministrando loro vitto infelice; senza dubbio, buona parte di essi verrà assalita ben presto da febbri maligne. Queste non sarebbero state certamente originate dal contagio, almeno nè primi che si anmalorano. Ma ciò serverebbe forse loro la proprietà di communicarle in sequito agli attri? Non lo credo (1). »

XLVI. Il ne faut donc pas s'étonner si la fièvre jaune des Antilles, produite par l'excessive chaleur et l'extrême humidité de l'atmosphère, agissant sur des sujets accoutumés à des impressions très différentes, n'est point *miasmatique* et conséquemment contagieuse dans son principe. Mais toute sporadique qu'elle est alors, la contagion peut en arriver facilement. C'est d'après cette *conversion* que l'on peut être autorisé à croire avec le docteur Audouard que la maladie vient primitivement de l'infection, et qu'elle s'étend par la contagion (2). On a donc tort d'avouer (3) que les caractères essentiels des affections contagieuses sont de se communiquer d'un individu à un autre par contact médiat ou immédiat, *toujours avec les mêmes symptômes et indépendamment des influences locales.*

XLVII. La peste, qui se manifestait dans les hôpitaux très encombrés des Anglais en Egypte, présentait tous les caractères du typhus ou fièvre maligne nerveuse; mais quand leur armée campa sur le terrain marécageux d'El-Hamed, la peste prit ceux des fièvres intermittentes et ré-

(1) *A viaggio*, *etc.*, t. 1, p. 93.

(2) Revue médicale, t. 3, p. 263, 105.

(3) Encyclopédie moderne, t. 8, p. 500, 334.

mittentes; pendant les mois de décembre et de janvier, elle présenta les symptômes d'une inflammation de poitrine; enfin, dans la *saison tempérée*, elle ressembla à une fièvre continue assez bénigne (1). Du reste, ces mêmes fièvres si délétères peuvent facilement s'aggraver quand l'atmosphère subit des vicissitudes sensibles du chaud et du sec au froid et à l'humide.

XLVIII. Malgré les vents violents du nord qui ont commencé à souffler dans la mer des Antilles depuis janvier 1826 jusqu'à mi-avril, et qui ont donné lieu, par suite de l'abaissement extraordinaire de la température, à une affection épidémique inflammatoire, la fièvre jaune s'est développée dans ces mêmes îles, parce que les habitants se sont trouvé avoir contracté des rapports mutuels plus rapprochés à raison de la permanence de la constitution atmosphérique précédente, et surtout d'un tremblement de terre qui eut lieu au commencement de mai (2).

XLIX. On a observé la phlébite plutôt dans quelques hôpitaux d'Edimbourg et de Copenhague, où l'air et la propreté auraient pu être moins en défaut, que parmi les malades qui, traités dans ces villes, à peu près dans le même temps, et de la même épidémie, essuyaient une opération chirurgicale, et qui se voyaient atteints d'érisypèles dégénérés.

L. La différence des symptômes dont certaines épidémies pestilentielles se compliquent si souvent, ainsi qu'on vient de le dire, tient à celle de l'origine des miasmes délétères et à celle des organes qui en sont frappés. Quand

(1) Mac-Gregor (James), *Medical sketches, etc.*, London, 1804.

(2) Bulletin des Sciences médicales, t. 9, p. 275, 285.

les gaz qui vicient l'atmosphère, dit M. Guillemot, médecin de l'armée française en Morée, contiennent des acides en dissolution ou en suspension, leur activité porte spécialement sur la membrane muqueuse pulmonaire; mais quand ces miasmes résultent de la décomposition des matières animales, des plantes grasses, de l'émanation d'effluves marécageux, c'est sur le système nerveux et sur le tube digestif que se porte particulièrement leur action délétère (1).

LI. Seulement, il est comme constant que les maladies par voie de contagion *animale* sont *continues*, et que celles par miasmes *marécageux* sont *rémittentes ;* que les premières sont plus contagieuses quand elles sont avec les anthrax (2), et plus meurtrières au commencement de leur invasion, où il y a bien moins de malades qu'à leur dernier stade, où il existe plus de malades (3). Cette différence, soit dans le nombre des malades, soit dans l'intensité de leurs symptômes maladifs, se manifeste surtout dans les maladies épidémiques de la Guyane française, où elles deviennent plus facilement contagieuses, parce que le sol et l'atmosphère de cette contrée éprouvent peu les agitations orageuses et les averses que subissent d'autres pays où les maladies sont plutôt épidémiques que contagieuses (4).

LII. D'après les chimistes, différentes combinaisons des principaux gaz élémentaires font naitre différentes contagions; ainsi, la scarlatine serait le résultat de l'union de

(1) Roux, Histoire médicale de l'armée française en Morée, 1829, p. 59.

(2) Bulletin des Sciences médicales, t. 11, p. 207.

(3) Hildenbrand, *Instit. pract. med.*, t. 4, p. 129.

(4) Encyclopédie moderne, t. 13, p. 678.

l'hydrogène avec l'azote ; le typhus serait attribué à la combinaison de l'hydrogène avec le carbone, le soufre, ou le gaz nitreux ; les fièvres malignes marécageuses seraient produites par le septon ou l'azote oxigéné, et elles sont plus épidémiques que contagieuses, tandis que la *fièvre des prisons*, qui est une maladie particulière causée par le septon hydrogéné, ne se communique que par contagion, et n'est jamais épidémique. D'autre part, les physiciens assurent que là où règnent les maladies pestilentielles, l'électricité est négative, et les figures de l'électrophore se dissipent subitement par l'action des vapeurs oxi-muriatiques et nitreuses, auxquelles on reconnaît la propriété de détruire la contagion. Ils ont encore observé 1° qu'une infection était plus facile quand l'imprégnation galvanique l'avait précédée, et 2° que les onctions huileuses sont contraires à la contagion, dont, en effet, les substances grasses sont de mauvais conducteurs (1).

LIII. Un symptôme bien fâcheux qui peut arriver dans des cas typhoïdes, c'est cette couleur noire du sang, tant artériel que veineux, et qui pourrait être due à ce que, dans ces fièvres graves, la matière saline paraît être épuisée avant de pénétrer dans le torrent de la circulation, en un mot à ce que le sang perd sa saveur salée (2).

« Ayant coupé, dit Reil, les nerfs sanguinolents d'un » homme qui venait de succomber à un typhus dont » tous les symptômes avaient été marqués au coin d'une » affection éminemment nerveuse, je les soumis à l'action » corrosive de l'acide du nitre ; mais j'obtins une couleur

(1) Hildenbrand, *Instit. pract. med.*, t. 4, p. 169, 175.

(2) Lancette française, t. 3, n° 99, p. 393.

» sale, au lieu d'une teinte jaune foncée, parce que le » sang avait pénétré intimement la substance médullaire » de ces nerfs, et leur avait un peu donné sa couleur. » Ce phénomène doit-il faire admettre la coopération du sang dans l'exercice des fonctions des nerfs, lesquelles fonctions, venant à s'animer et à devenir plus irrégulières que de coutume, appellent encore plus de sang sur et dans ces nerfs (1)?

Stevens, convaincu que le changement et l'altération du sang, qui, dans la fièvre jaune, devient noir et comme dissous, sont dus à ce que ce fluide a perdu et sa substance saline et sa saveur salée, proposerait de saigner et de purger copieusement les malades dès le début de la maladie, et de les mettre ensuite à l'usage des sels neutres et du quinquina pendant la convalescence (2). Toutefois, ma pratique particulière et celle de la plupart des médecins militaires ne me rassureraient pas trop sur la pratique de Stevens.

LIV. Oserait-on proposer, pour préservatif d'une maladie pestilentielle, de se mettre *au-dessus du vulgaire* (dont l'état moral ou physique est à peu près uniforme) par une exaltation fanatique quelconque, ou au-dessous des *gens plus sensés*, en général peu portés à stimuler, à irriter l'organe de la peau, à l'aide d'austérités *percutantes*, dont l'origine date surtout de la peste ou *mort noire* qui parcourut le monde au quatorzième siècle? L'on doit concevoir que ces pratiques superstitieuses établissaient dans ceux qui se les imposaient une différence dans leur

(1) J. Frank, *Praxeos, etc.*, t. 7, p. 139.

(2) Lancette française, n° 99, p. 393.

manière d'être, bien capable de s'opposer à cette identité, à ces rapports de fonctions, de régime, d'occupation, que j'ai dit être nécessaires pour la propagation ou la communication d'une fièvre contagieuse.

LV. Mais si l'on voit que l'état moral de l'individu *exposé* influe sur la disposition à prendre ou à ne pas prendre l'affection d'un malade, il faut penser que ce résultat ne peut avoir lieu qu'autant que les opérations intellectuelles ou les fonctions corporelles de l'individu non encore malade sont opposées ou en rapport avec celles du sujet déjà morbidement atteint. Ces différents états, de part et d'autre, varient constamment, suivant mille circonstances; il est arrivé que, si une terreur panique a suffi pour favoriser l'extension d'un typhus, il est aussi advenu que des menaces contre quiconque montrerait de la frayeur ont pu en arrêter la contagion (1).

LVI. Toutes ces remarques ne confirment-elles pas celles que Diderot a faites sur les différences des individualités de l'espèce humaine, au point qu'il admet avec raison l'homme *tigre*, qui égorge, l'homme *loup*, qui tue, l'homme *renard*, qui trompe, l'homme *brochet*, qui dévore? Ces différents types ont leurs analogies dans l'homme *conquérant*, l'homme *tyran*, l'homme *ministre*, l'homme *courtisan*, et leurs contraires dans l'homme *paisible*, dans l'homme *corvéable*, dans le *philosophe* et dans le *chrétien;* mais ces derniers, heureusement, ont leur organisation générale tellement différente et opposée, qu'ils ne peuvent que difficilement contracter les maladies des premiers.

(1) Bulletin des Sciences médicales, t. 2, p. 127.

Me voilà conduit à laisser de côté les contagions physiques pour m'occuper un instant des contagions morales. Ces dernières sont journellement observées dans les temps présents, où toutes les passions ont le champ libre, et où l'égoïsme, l'intrigue et la perfidie caractérisent l'époque actuelle, qui est bien autre chose que celle antérieure à 1830, et qui probablement fera sûrement place à une époque plus ou moins différentes, et qui méritera une autre dénomination, parce qu'elle se ressentira d'une nouvelle mutation plus ou moins opposée à l'état d'effervescence des intérêts privés. Ce qui est d'abord à remarquer, c'est que la contagion d'affections physiques, qui se manifestent comme spécialement dans les classes inférieures de la société, paraît avoir été le sujet des études des médecins, tandis que la contagion morale découle de plus haut, et que les grands et les riches en sont particulièrement frappés. Néanmoins, les altérations intellectuelles, les manies, comme le suicide, etc., commencent, depuis quelque temps, à se manifester parmi le peuple malheureux, pendant qu'un autre genre d'aliénation mentale se déclare chez les prétendus heureux du siècle qui ont acquis ou qui veulent acquérir une position en apparence plus avantageuse. Mais ce changement est le résultat d'une aberration gouvernementale qui cause volontairement et presque nécessairement une corruption morale ; elle déborde de toutes parts, ébranle la société et étouffe tout sentiment généreux d'humanité et de justice. Ainsi, deux camps se sont établis parmi nous, celui des corrupteurs et celui des corrompus. Il n'y a plus de nationalité, il n'y a plus que des coteries et des partis qui sont même inconnus ou étrangers les uns aux autres; les véritables citoyens, amis des lois impartiales et d'une tranquillité honorable, sont les victimes de l'ambition et de l'insatiabilité des flatteurs du pouvoir qui les gorge d'honneurs et de richesses, mais aux dépens des contribuables dont les impositions augmentent journellement (1).

Cet accroissement d'impôts, à quoi l'attribuer? Ce serait bien à raison que l'on pourrait, à son sujet, appliquer au gouvernement les doléances de Jérémie : « Depuis le pro- » phète jusqu'au prêtre, s'écrie-t-il, il n'y a partout que » mauvaise foi; ils pansaient superficiellement la plaie de » la fille de mon peuple en disant : *La paix, la paix,* et il » n'y avait point de paix; ils disaient: *Tout va bien*, pen- » dant que la plaie était la plus dangereuse (2). » La position des Hébreux n'était pas pire que la nôtre. L'intrigue et la trahison sont parmi nous, rien n'est respecté, on ne se respecte pas même. Pour parvenir à son but, toute voie est bonne; on va jusqu'à se pavaner dans son impopularité, jusqu'à jouer le rôle de ministre, de dictateur au petit pied. Les lois de septembre enhardissent; on fait des arrêtés, on lance des ordonnances inconsidérées, sinon illégales. Est-il rien qu'on oublie pour accabler le contribuable, pour fatiguer le citoyen? Les administrations secondaires sont à l'unisson avec l'administration de la capitale. Il n'est plus de nœuds gordiens pour nos Alexandres d'aujourd'hui, leurs sabres et leurs plumes ne rencontrent plus d'obstacles. Au reste, le concours de l'autorité pré-

(1) Une petite propriété que j'ai acquise à Oullins, il y a huit ou dix ans, et qui ne payait à cette époque qu'une imposition de 60 fr., paie aujourd'hui 203 fr., qui, ajoutés aux prestations, par le bon vouloir de M. le préfet et sur le refus du conseil municipal, donnent un total de 214 fr. 50 c.

(2) Bible de Vence, t. 12, p. 87.

torienne, qui est l'organe et l'agent du pouvoir, vient en aide à l'écharpe municipale, qui devrait cependant être toute par et pour le peuple. Il faut que les moutons obéissent, qu'ils caressent les mains qui les rudoient, et tout cela d'après les lois, et surtout d'après celle relative à l'utilité publique, au sujet de laquelle je demande la permission de m'étendre un peu pour prouver et légitimer nos plaintes et nos réclamations sur l'aliénation de nos propriétés qui peuvent plus tôt ou plus tard être à la merci de l'arbitraire et à la disposition du premier venu.

Cependant la propriété est à la fois la base et le faîte de l'édifice social; en général, elle doit être sacrée pour tout le monde, et dans tous les temps (hors celui où le plus fort a raison, du moins pour le moment). Pourquoi donc une malencontreuse législation l'attaque-t-elle sous le motif, sous le prétexte de l'*utilité publique*? Mais cette attaque ayant atteint son but, la propriété a de nouveaux ennemis, qui, après l'avoir conquise, ont, à leur tour, la crainte de s'en voir dépossédés. Le fruit des ces spoliations n'est pas de durée; et, après quelques années, la nouvelle propriété, enlevée à ses premiers maîtres, excite l'envie d'autres acquéreurs qui, néanmoins, ne sont pas plus fondés dans leur usurpation. En définitive, la loi d'*utilité publique* est une loi arbitraire, locale, exceptionnelle, transitoire, une loi du plus fort, en un mot une loi injuste, puisqu'elle agit contre la propriété dans laquelle se comprennent l'occupation du sol et la jouissance des choses usuelles qui y tiennent.

Un grand philosophe, un médecin célèbre a dit qu'il n'y avait rien de plus important que de bien marquer la limite qui sépare *les droits des propriétaires de ceux de la société*, de respecter les uns en veillant à la conservation des autres, et d'empêcher que la loi ne devienne complice d'odieuses vexations, ou ne laisse nonchalamment enfouir une grande source de travail et de richesses (1).

C'est cependant au moyen de cette loi d'utilité publique que des administrations locales se permettent de fatiguer des citoyens et des industriels, bouleversent tout pour faire preuve de pouvoir, et qu'elles traitent légèrement une grande ville à laquelle elles ont l'honneur d'appartenir, mais qui ne leur appartient pas, et dont elles changent la distribution *nominale* et la distinction *commerciale*, sans le consentement des propriétaires et des négociants, auxquels la mairie n'a pas seulement cru devoir répondre (2).

Cependant cette même administration municipale avait été tout récemment obligée de retirer son arrêté relatif à une construction, aussi dégoûtante que ridicule, et qui s'élevait en face de l'Hôtel-de-Ville. Mais nos édiles (*curules* ou *plébéiens*) ont craint d'avouer qu'ils se trompaient encore au moins une seconde fois, et ils se sont empressés de changer comme clandestinement le nom de notre héritage (3). Qu'ils sachent cependant, ces messieurs, 1° que la dénomination de *Commune-Affranchie*, imposée à notre ville par des désorganisateurs, ne lui est pas demeurée long-temps ; 2° que, pouvant eux-mêmes se

(1) Cabanis, t. 2, p. 24.

(2) Cet acte et cette conduite n'ont sans doute pas été approuvés par l'unanimité du conseil municipal.

(3) Dans l'ancienne législation, il était dit que les cimetières, les chapelles, les églises, les promenades, les places et les *rues* d'une ville ne peuvent être ni loués, ni vendus. — Encyclopédie méthodique (Jurisprudence), t. 1, p. 666.

voir dépossédés de leurs fonctions, ils auraient à craindre, par leurs antécédents, de ne savoir point repousser la demande de la radiation des noms de certains personnages qui déplaisent; 3° que leur exemple pourrait donner à nos voisins jaloux l'idée de désirer et de demander que la France fût rayée de la carte du monde, tout comme il plaît, en ce moment, à des souverains despotiques et injustes du Nord de travailler à la dénationalisation de la Pologne, et au renversement de nos institutions constitutionnelles et même de nos croyances religieuses; et 4° enfin qu'en se conformant au singulier *puritanisme* de nos municipes modernes, il faudrait brûler le Cantique des Cantiques, où se trouvent les expressions les plus érotiques du monde, et interdire la lecture de la Bible, qui se permet de régenter et de menacer les royautés.

Mais, si l'*utilité* publique peut être mise de côté, si elle ne peut qu'être désirée et recommandée, si elle ne peut peser que sur quelques individus pour n'être au profit que de quelques autres individus, il n'en est pas de même de la *nécessité* publique, qui pèse indistinctement sur tout le monde, à laquelle nul n'a le droit de résister. Elle est dans l'intérêt particulier comme dans l'intérêt général, tous y gagnent; en s'y refusant, on agirait contre soi et contre la société. — La toilette d'un militaire n'en fait qu'un fashionable; son obéissance passive est à l'avantage de l'absolutisme et de la tyrannie, mais sa soumission raisonnée à la discipline et son courage réfléchi le rendent nécessaire à la défense du pays. — L'isolement d'un pestiféré peut favoriser sa guérison; mais surtout il devient nécessaire pour sauver une contrée, toute une population. — Un incendie est sur le point d'être général. Le salut d'une cité dépend nécessairement de la démolition de quelques édifices; le sacrifice en est ordonné, et la *publicité* d'une juste indemnité est aussi honorable pour la partie qui reçoit que pour la partie qui donne.

En définitive, où voudraient donc nous mener nos conservateurs dont l'apparition inattendue ne date cependant que de 1830? Serait-ce vers ces temps où leurs prédécesseurs en croyances politiques et en prétentions sociales établissaient une subordination féodale, et tenaient sous leur patronage certains plumassiers et certains séides dont ils savaient impérieusement disposer au moyen des subventions, des concessions, des dons bizarres et des établissements qu'ils provoquaient et forçaient en faveur de leurs tourelles et de leurs clochers?

En voilà assez sur notre localité dont les habitants voudront bien se rappeler, dans les élections générales et particulières, le bien que quelques fonctionnaires ne nous ont pas fait et le mal qu'ils nous ont causé. Revenons à la contagion morale : elle est un sujet inépuisable; elle affecte tous les yeux, elle absorbe tous nos sens, elle nous touche et nous gêne de toutes parts. Elle est plus facile chez les femmes, qui sont plus mobiles, plus sensibles, et parmi lesquelles le malaise, si ordinaire dans des réunions de pure étiquette et de cérémonial ennuyeux, se communique rapidement, et se manifeste par le bâillement, l'oppression de poitrine, l'inquiétude générale, qui demandent ordinairement un changement quelconque de position, le grand air, la distraction, etc. Ces sujets si nerveux ont tous leurs sens d'une susceptibilité si vive, qu'ils se montrent également accessibles à l'influence incroyable du mesmérisme, ou du magnétisme.

D'après tous ce que je me suis permis d'émettre dans mes différents ouvrages, et ce que j'ai répété dans la présente brochure, l'on ne peut s'empêcher de reconnaître que toute nos maladies, ou mentales, ou corporelles, sont susceptibles de contagionabilité.

De plus, toutes les parties les plus opposées de notre être, de notre tout, qui se constitue de l'âme et du corps, s'influencent réciproquement, au point d'établir et de manifester un antagonisme et un dualisme continuels entre notre corps et notre intellect, et dans lesquels il y a tantôt dominance, tantôt infériorité entre ces deux constitutions élémentaires, dont chacune agit périodiquement, despotiquement, et plus ou moins long-temps. De là naissent jusqu'à des maladies politiques, contagieuses, dans lesquelles l'instabilité et l'agitation des idées sont aux actes de l'entendement ce que des convulsions sont aux mouvements du corps (1).

Etudions l'histoire des temps passés et celle du temps présent, et nous serons obligés d'avouer que chaque siècle, chaque pays, chaque nation, chaque individu, se sont successivement montrés sous l'influence de la nature du sol, de la température atmosphérique, de tel régime politique, de telle doctrine subversive ou créatrice. Finalement, il y a et il y aura constamment passage du repos au travail, du calme à l'orage, de la santé à la maladie, des jouissances aux privations, et *vice versâ*, suivant les circonstances plus ou moins saillantes qui détermineront la

(1) Eloge du docteur Roussel par Alibert, p. 26.

dénomination de l'époque ; la nôtre sera appelée *époque de la corruption morale.*

Je me réserve, au surplus, à m'étendre et à me rendre peut-être plus clair dans un prochain ouvrage sur les maladies nerveuses, lequel sera composé d'un grand nombre de mémoires : 1° sur la vie ; 2° sur le système nerveux ; 3° sur les facultés ; 4° sur la sensibilité ; 5° sur les névroses en général et sur la catalepsie en particulier ; 6° sur les symptômes des différentes cérébro-pathies et névropathies, qui se rapportent les unes aux autres, soit par leur nature, soit par leurs causes et par les soins curatifs qui leur conviennent ; 7° sur les affections *comateuses* proprement dites, où il sera question du sommeil et du somnambulisme ; 8° sur le traitement spécial de chaque état anormal du système cérébro-spinal, qui nécessitera quelques digressions particulières sur l'électrisation et le magnétisme animal, etc.

Déjà quelques uns de ces mémoires sont plus qu'ébauchés, et sans les difficultés que j'éprouve dans la *coordination* de tous mes matériaux, ainsi que sans ma santé un peu trop souvent compromise, ce travail aurait déjà paru complètement. Mais quelque événement qu'il arrive, je le laisserai à mes ayant-droits, ainsi qu'un répertoire de médecine pratique, physique et morale, dont je m'occupe depuis 45 ans, et qui, à mon avis, peut être très utile à la société, à la science et aux médecins.

Ici se terminent les notes presque aphoristiques que j'avais à produire sur les épidémies, contagieuses ou non, physiques ou morales, en ne me dissimulant pas qu'elles peuvent être provoquées ou favorisées par l'ébranlement et l'agitation qui travaillent toutes les têtes plus ou moins ardentes qui vont s'occuper des élections, dont on cherche à dénaturer et l'utilité et la direction.

Cependant il est à espérer que les malintentionnés ou les aveugles volontaires ne réussiront pas dans leurs projets, et qu'un ministère anti-national ne triomphera point.

Déjà, dans une convocation préparatoire et nombreuse d'électeurs, on a flétri à l'unanimité un mandataire pritchardiste qui a paru avoir oublié ses promesses et ses obligations. Si la voix du peuple est la voix de Dieu, ses ex-collègues, qui n'ont pas moins mal fait, ont bien tort de demander leur réélection par de nouvelles obsessions et d'autres bassesses.

En supposant que le système gouvernemental réussisse dans ses efforts scandaleux et impies, la vertu sera obligée de se cacher et de rougir. Dès-lors, les lâchetés d'un pouvoir odieux augmenteront en raison de sa corruption. Plus de retenue, plus de modération ; le prétendu juste-milieu, qui n'existera jamais par lui seul, poussera la folie jusqu'à prétendre de se passer des deux extrémités, quelque opposées qu'elles soient entre elles. Au moment où ces dernières se retireront, adieu le pauvre juste-milieu! C'est donc s'intéresser encore à lui que de lui faire entrevoir sa chute et sa disparition.

Il ne me reste maintenant qu'à me disculper du reproche d'être d'une opposition systématique et d'une susceptibilité irascible et malicieuse, que peuvent me faire des personnes qui ne me connaissent pas, ou qui me jugent d'après elles. Jamais un homme qui a beaucoup vu, lu, voyagé et souffert n'a pu avoir le temps ni la volonté d'être méchant. A l'âge où je suis, et où j'ai déjà un pied dans la tombe, il m'est permis de dire quelques vérités utiles et d'espérer de faire croire que si j'ai pu me tromper, il ne m'est nullement venu dans l'idée de tromper sérieusement et sciemment. J'ai été aimant, j'ai même eu la folie de croire à de nombreux amis... et d'être ambitieux pour les autres... Finalement j'ai toujours aimé à rendre service et quelquefois trop... Voilà en quelques mots mon histoire. Que l'on me juge!

J'attends, au lit de mort, moins mes détracteurs que les ennemis de mon pays, et les apostats d'une religion universelle et les renégats d'un patriotisme libéral et évangélique, avec leur trahison ou leur machiavélisme désorganisateur! Leur cœur aura disparu... on ne leur trouvera plus qu'un fiel corrosif et infect. Inaccessibles à toute consolation, accessibles seulement aux remords et à un repentir inutile et trop tardif, ils ne pourront pas même se permettre le cri de *Vive le roi!* que force la soumission aux lois de septembre 1835 (1), tandis que j'espère, dans mes derniers moments, me ranimer encore un instant au cri de *Vive la France!* qui part du fond du cœur, et que commandent la religion et l'honneur.

(1) Ainsi, l'on peut dire qu'il y a eu dans la France des *septembriseurs* de 1792 et des *septembristes* de 1835. Il serait curieux de savoir auxquels les *conservateurs* d'aujourd'hui donneraient la triste préférence.

P. S. — La bienfaisance devant toujours être le caractère du vrai libéralisme, l'on croit devoir 1° proposer aux personnes aisées des communes qui ont été si ravagées par la grêle et le mauvais temps de rendre reversible sur les fermiers et les travailleurs le montant du dégrèvement qu'elles pourront obtenir dans leurs contributions, et 2° disposer du prix de 150 exemplaires de la présente brochure en faveur des nécessiteux d'Oullins (Rhône). Elle se trouve chez les principaux libraires de Lyon, au prix de 75 centimes.

FIN.

LYON. — IMPRIMERIE DE BOURSY FILS, RUE DE LA POULAILLERIE, 19.

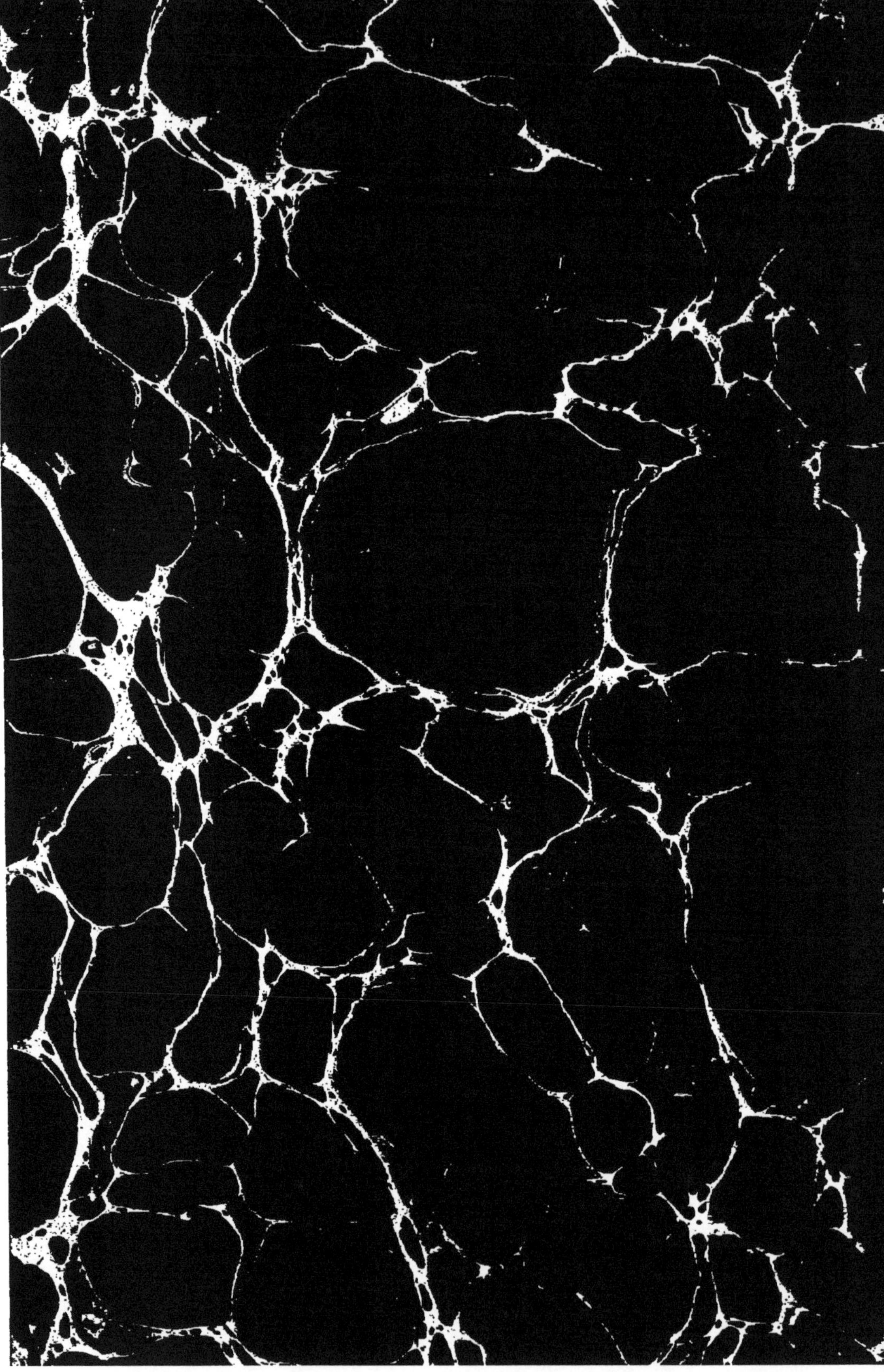

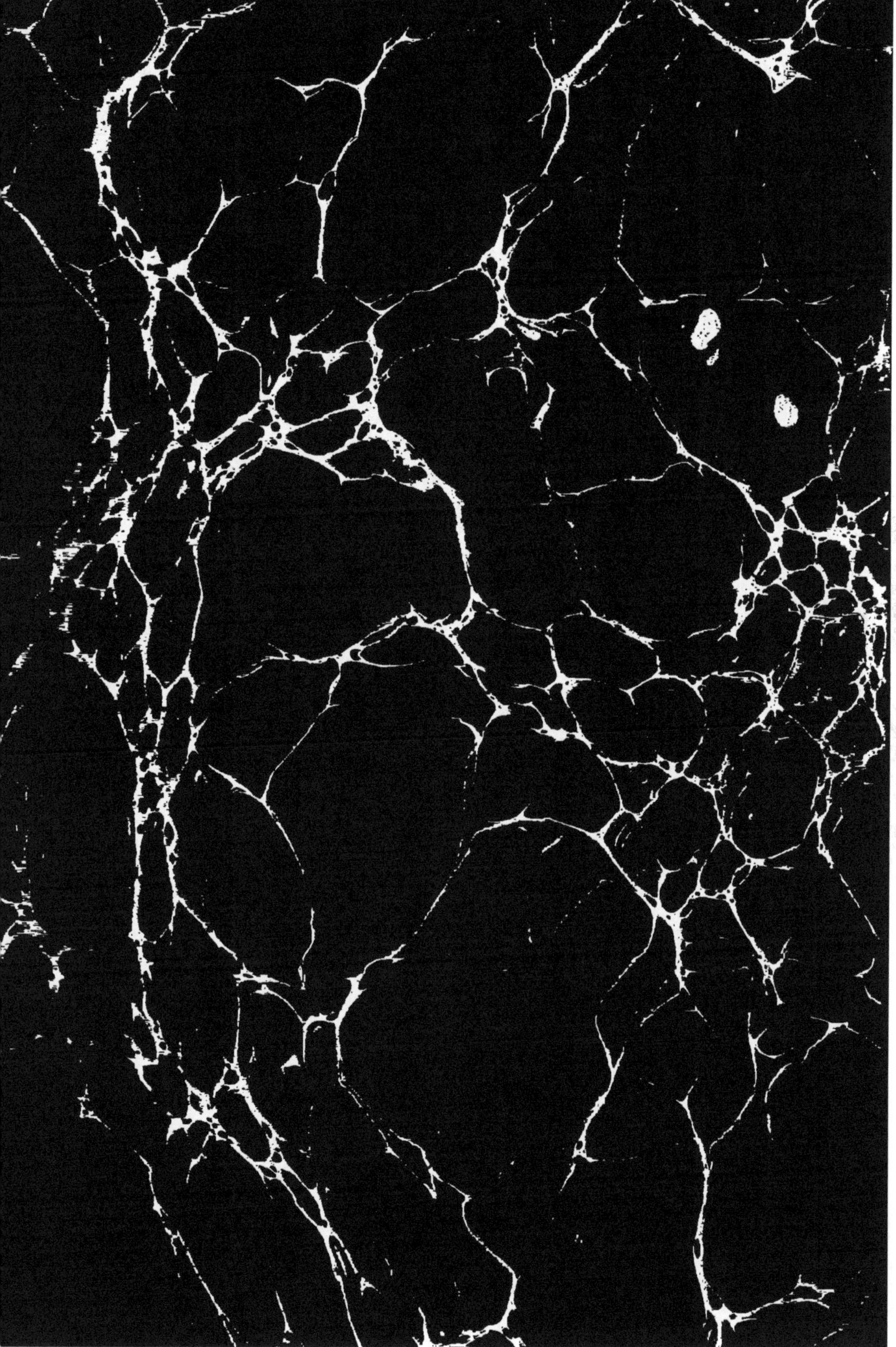

www.ingramcontent.com/pod-product-compliance
Ingram Content Group UK Ltd.
Pitfield, Milton Keynes, MK11 3LW, UK
UKHW012255240726
13966UKWH00004B/1423

9 782011 910066